AF467929

Mémoires Divers

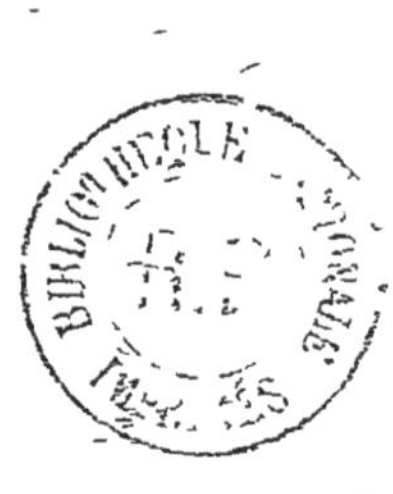

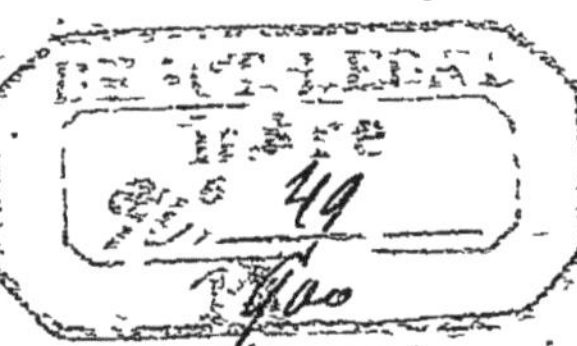

PAR

le Dr Émile LEFRANÇOIS

DE CHERBOURG

PARIS
A. MALOINE, ÉDITEUR
23-25, RUE DE L'ÉCOLE-DE-MÉDECINE, 23-25

1900

Iritis d'origine nasale

Par le docteur E. Lefrançois (de Cherbourg.)

La connexion qui existe entre les maladies des fosses nasales et les maladies oculaires est aujourd'hui bien connue et les observations se multiplient depuis que l'attention est attirée sur ce sujet. Les cas d'iritis d'origine nasale sont cependant assez rares : on ne connaît guère que les observations de Ziem *(Ann. des maladies de l'oreille,* 1893), de Fage (Soc. française d'opht., 1895), de Berger (Th. de Tacquet, Paris 1894), etc..., c'est pourquoi l'observation suivante mérite d'être rapportée.

Madame B..., âgée de 32 ans, femme d'un officier de marine, vient nous consulter le 7 juin, pour une affection de l'œil gauche qu'elle a depuis environ trois semaines. Nous constatons une iritis séreuse de moyenne intensité avec exsudats siégeant sur la membrane de Descemet et plusieurs petits dépôts situés dans les lames de la cornée. La vision est 1/50.

Un examen des plus attentifs ne nous révèle ni syphilis acquise ou héréditaire, ni rhumathisme, ni tuberculose ; les urines ne contiennent ni sucre ni albumine ; mais il y a noter que la malade n'a pas eu ses règles depuis cinq mois bien qu'elle ne soit pas enceinte ; l'examen des organes génitaux fait constater des pertes blanches sans gonocoques dues à un léger catarrhe du col de l'utérus. Cependant le diagnostic d'iritis séreuse avec kératite ponctuée d'origine dysménorrhéique nous paraît très probable.

Nous prescrivons des compresses chaudes sur l'œil malade, quatre fois par jour, suivies de l'instillation de deux gouttes d'un collyre à l'atropine. A ce traitement local, nous joignons une purgation saline, des injections antiseptiques du vagin et trois capsules d'apiol à 0,20 cent. par jour.

Le 20 juin, c'est-à-dire après treize jours de traitement, les règles apparaissent. mais l'œil est resté dans le même état. Nous rassurons la malade en lui disant que son affection oculaire était due aux troubles utérins et que maintenant la guérison sera prompte. Le même traitement est encore continué pendant quinze jours, puis nous remplaçons le collyre à l'atropine qui commence à produire de la conjonctivite papillaire, par une pommade à la duboisine ; il se produit une très légère amélioration mais ne satisfaisant guère la malade qui, prise de découragement, abandonne tout traitement.

Le 3 août elle revient à notre consultation : depuis deux jours l'œil est très enflammé, il existe des douleurs violentes (jusqu'à ce moment l'œil avait été indolore), avec élancements se répercutant dans toute la face et la région orbitaire. Les règles étaient revenues le 15 juillet et les pertes vaginales ont diminué. C'est alors que la malade nous apprend pour la première fois qu'elle a le nez obstrué depuis plusieurs mois et qu'elle mouche fréquemment du muco-pus strié de sang et dont l'odeur est mauvaise, mais ne rappelant nullement celle de l'ozène. Les sinus sont sains, ce qui a été vérifié par l'éclairage par transparence et d'ailleurs tous les signes de présomption sont négatifs.

L'examen des fosses nasales nous montre que la fosse droite est absolument saine ; dans la gauche. au contraire, c'est-à-dire correspondant à l'œil malade, on constate une accumulation de produits épais, caséeux, assez fétides, baignant dans du pus. Nous pensons aussitôt à un corps étranger et, séance tenante, nous faisons prendre à la malade une douche de Weber. Il s'ensuit l'expulsion d'un amas caséeux, fétide, rappelant par son aspect le contenu des kystes sébacés, mais l'examen le plus minutieux de ce bouchon ne révèle la présence d'aucun corps étranger proprement dit. Le nez fut immédiatement guéri sans laisser de traces pouvant expliquer la nature du mal. Nous avions évidemment affaire à ce qu'on décrit sous le nom de coryza caséeux. Nous regrettons de n'avoir pu faire l'examen bactériologique du pus, mais nous y avons songé trop tard et après le premier lavage le pus ne s'est pas reproduit.

Le traitement de l'œil est repris ; dès le lendemain les douleurs avaient diminué et de jour en jour un mieux sensible se produisait. A la fin du mois d'août toute trace d'iritis a disparu et nous supprimons le traitement. A cause de quelques dépôts cornéens qui persistent, V = 1/2.

La malade est revue le 1er décembre ; on constate une acuité égale à 1.

Cette observation nous paraît intéressante par son étiologie ; non seulement les commémoratifs, mais encore l'aspect de la maladie, annonçaient bien une origine dysménorrhéique et pourtant il est bien difficile de ne pas admettre que la lésion nasale a joué dans cette observation un très grand rôle.

Faut-il admettre que le pus ne pouvant s'écouler librement de la fosse nasale, les microbes aient acquis à un moment donné une virulence capable de déterminer des accidents infectieux à distance, comme cela se passe pour d'autres organes ; ou bien s'est-il agit simplement d'une stase veineuse produite par le bouchon caséeux, avec une congestion passive des procès ciliaires ?

Nous devons avouer cependant que ces explications ne satisfont pas complètement l'esprit, peut-être parce que les faits cliniques nous y ont peu habitués, et qu'en tout cas il serait peut-être plus logique de n'attribuer à la lésion nasale qu'un rôle secondaire, c'est-à-dire ayant simplement localisé à l'œil une infection produite par un autre organe. La lésion utérine, quoique très bénigne en apparence, prendrait alors une importance prépondérante ; il a suffit de faire cesser par un traitement approprié les troubles réflexes ou circulatoires causés par l'obstruction nasale pour que les agents infectieux provenant de l'utérus, ne trouvant plus dans l'œil un milieu favorable d'habitat, s'éliminent et que la guérison se produise. — (Publié dans le *Recueil d'Ophtalmologie*, mars 1899).

Phlegmon de l'Orbite à pneumocoques chez un enfant au cours de la Grippe.

Par le Docteur E. Lefrançois, *(de Cherbourg).*

Tout le monde sait combien les complications secondaires de l'influenza sont fréquentes ; toutefois il est à remarquer que le microbe de l'influenza agit rarement par lui-même, peu importe d'ailleurs que ce soit la monade flagellée de Klebs ou le petit bacille de Kitasato et de Pfeiffer ; il ne fait que préparer la voie à tous les microbes vulgaires dont l'action s'exerçant après la sienne peut devenir très grave.

L'œil pas plus que les autres organes n'a été épargné.

Nous avons eu l'occasion d'observer l'hiver dernier un phlegmon de l'orbite au cours de l'influenza chez une enfant de deux ans.

En voici l'observation :

Marie T..., 2 ans, m'est amenée le 17 décembre par ses parents pour une exophtalmie datant de quelques jours.

Les antécédents pathologiques sont nuls chez le père et la mère. Quant à la fillette, d'après une note de son médecin, elle a toujours été bien portante, mais depuis six semaines elle est soignée pour une grippe ayant porté son action principalement du côté de l'appareil respiratoire, mais il n'y a eu ni broncho-pneumonie, ni pneumonie.

La petite malade entrait en convalescence, mais depuis quelques jours elle se plaint de son œil et la nuit dernière il y a eu de la fièvre avec agitation et insomnie ; l'œil « a gonflé », c'est ce qui décide les parents à venir consulter.

Nous constatons une exophtalmie peu prononcée, la malade pouvant très bien fermer son œil, la cornée est saine, il y a un léger chémosis et l'inflammation est modérée ; on ne relève aucune trace de traumatisme et d'ailleurs les parents sont très affirmatifs à ce sujet ; rien à noter du côté du nez et du naso-pharynx ; rien non plus du côté des sinus qui d'ailleurs sont très exceptionnellement pris à cet âge ; pas de carie dentaire. Nous pensons cependant à un phlegmon de l'orbite sans toutefois être très affirmatif et renvoyons la malade au lendemain.

Le lendemain étant un dimanche, nous ne revoyons la malade que le lundi. Les symptômes se sont très accentués ; l'exophtalmie a progressé, la douleur à la pression est très vive ; les paupières sont très gonflées, mais il n'y a pas de sécrétion conjonctivale, un chémosis jaunâtre encadre la cornée. L'examen du fond de l'œil est impossible à cause de la tuméfaction des paupières et de l'indocilité de la malade.

Le diagnostic de phlegmon de l'orbite devient évident et séance tenante nous pratiquons une ponction à l'aide d'un bistouri au niveau du sillon oculo-palpébral inférieur ; un flot considérable de pus crémeux, bien lié, s'écoule immédiatement. On recueille à ce moment deux pipettes de pus.

A l'examen sur lamelle, on trouve des diplocoques entourés d'une auréole peu colorée, prenant le Gram et semblant avoir les caractères du pneumocoque. Un ensemencement sur gélose donne des cultures pures de pneumocoques ; une culture sur bouillon est ensemencée à une souris qui succombe en 24 heures.

Nous ne plaçons pas de drain dans la plaie, mais des lavages antiseptiques sont faits trois fois par jour. Dès le soir même, la petite malade se trouve très soulagée et repose toute la nuit. Après une semaine la guérison est complète. La malade est revue le 15 février, il ne reste aucune trace de la maladie et la vision est normale de cet œil.

Le phlegmon de l'orbite à pneumocoques est une complication très rare de l'influenza, c'est pourquoi cette observation nous a paru assez intéressante pour être publiée. La première de ce genre est dûe au professeur Fuchs et il s'agissait d'un adulte.

Que dirons-nous de la genèse de cette maladie?

L'origine nasale et sinusienne du phlegmon orbitaire est très en faveur, le simple coryza annihilant le pouvoir bactéricide normal de la muqueuse pituitaire permet l'invasion des microbes pouvant ensuite rayonner et s'étendre. Mais à aucun moment, pendant et après la maladie nous n'avons remarqué ni la moindre inflammation, ni le plus petit écoulement de la muqueuse nasale.

Il est vraisemblable que le microbe ait envahi le torrent circulatoire et il eût été peut être intéressant de faire l'examen du sang. On sait que si le pneumocoque peut rester dans la bouche, le pharynx, les fosses nasales sans provoquer le moindre accident, il peut devenir virulent dans certaines conditions et occasionner des désordres plus ou moins considérables. Dans le cas qui nous occupe, il semble que c'est le bacille de Pfeiffer qui a préparé la voie et donné au pneumocoque sa virulence. — (Communication faite à la Société française d'Ophtalmologie, le 3 mai 1899).

Un cas d'Empyème des cellules ethmoïdales avec complication orbitaire

Par le docteur E. Lefrançois (*de Cherbourg*)

L'empyème des cellules ethmoïdales dans ses complications orbitaires est une question qui a été peu étudiée jusqu'ici. En effet, c'est presque toujours l'ophtalmologiste qui est consulté alors qu'il appartient au rhinologiste de reconnaître et de traiter cette affection, de sorte que la relation de cause à effet n'apparaît pas toujours nettement : il en résulte souvent une incertitude dans le diagnostic et une hésitation dans le traitement.

Nous sommes convaincus cependant que ces cas ne sont pas aussi rares qu'on le croit généralement quand on pense à la facile infection des cellules ethmoïdales, simples diverticulums des fosses nasales, et à la minceur de la paroi qui les sépare de l'orbite, paroi qui peut même faire défaut en certains points (dans quelques cas d'anomalie). Notre intention n'est point d'étudier ici à fond la question, mais seulement de rapporter un cas intéressant que nous avons observé dernièrement.

Aug. H..., quatre ans ; sa santé a toujours été bonne; les parents sont bien portants et ne présente aucune tare ; il est le second de trois enfants, tous d'une constitution robuste, on ne relève chez le petit malade aucun antécédent, en particulier pas de tuberculose ni de syphilis héréditaire.

Au mois d'août. A fait une chute sur le nez, il est tombé de son lit pendant la nuit, et s'est plaint de douleurs dans la tête pendant deux à trois jours.

C'est vers le nouvel an que l'enfant a commencé à se plaindre de son œil, et je suis appelé seulement les premiers jours de février; depuis une huitaine de jours, l'enfant est dans un état demi-comateux, il ne répond que par monosyllabes aux questions pressantes qu'on lui adresse, prend bien sa nourriture (lait et bouillon) lorsqu'on lui offre, mais ne demande jamais. La fièvre oscille entre 38° et 38°5.

Au point de vue local, on trouve à gauche, des paupières œdématiées, la supérieure surtout, l'œil très peu enflammé, mais il est légèrement dévié en bas et à droite et en exophtalmie. L'examen ophtalmoscopique n'a pu être pratiqué, il a été aussi impossible de se rendre compte de l'acuité visuelle. La rhinoscopie antérieure ne nous révèle rien de particulier du côté des fosses nasales.

La pression ne semble pas très douloureuse, cependant lorsqu'on presse au niveau de l'angle supéro-interne de l'orbite, l'enfant pousse un cri plaintif.

Nous pensons à une ostéo-périostite de la paroi interne de l'orbite ayant déterminé une compression ou une inflammation du côté des méninges. Une intervention opératoire nous paraît urgente.

Le 8 février, le malade étant endormi, nous pratiquons une incision d'environ deux centimètres au niveau de l'angle supéro-interne de l'orbite du côté gauche, et comprenant toute l'épaisseur de la paupière, puis à l'aide d'une sonde, nous allons à la recherche du point malade.

A une profondeur de deux à trois centimètres nous rencontrons une portion osseuse dénudée qui s'effondre à la plus petite pression, et non sans un certain étonnement nous tombons dans une cellule ethmoïdale et du pus s'écoule ; en continuant le trajet en bas et en dedans, une seconde résistance est vaincue et du pus s'écoule par le nez.

Nous avions donc affaire à un empyème fermé des celles ethmoïdales antérieures.

N'ayant pas pris mes précautions pour une opération plus importante, nous faisons un lavage au phéno-salyl et appliquons un drain. Les lavages sont continués tous les jours et une amélioration notable ne tarde pas à se produire.

Au bout de deux à trois jours le petit malade sort de sa somnolence, demande à se lever et s'intéresse à ce qui l'entoure. Cependant l'écoulement du pus par le nez continue et la paupière supérieure reste un peu œdématiée, mais l'exophtalmie a disparu.

Nous pensons qu'un curettage complet des cellules ethmoïdales est nécessaire et nous procédons à cette opération le 28 février.

Ayant affaire à un enfant jeune et indocile, le traitement par la voie nasale nous paraît impossible, aussi abordons nous les cellules par la voix externe. Nous pratiquons une incision courbe à concavité inférieure allant de la partie moyenne des os propres du nez au milieu du sourcil ; le lambeau, décollé et rabattu et l'œil protégé par un écarteur, on met à nu la paroi interne de l'orbite et avec facilité on effondre la partie antérieure de la lame papyracée à l'aide de la gonge et du maillet. Il ne reste qu'à cureter les cellules malades aussi complètement que possible ; quelques fongosités sont ramenées et nous nous sommes surtout attaché à faire communiquer largement le lalyrinthe ethmoïdal avec les fosses nasales.

Certains praticiens conseillent de tamponner, avant l'opération, l'orifice postérieur de la fosse nasale, pour éviter l'écoulement du sang dans le naso-pharynx ; nous avons trouvé cette précaution inutile, la quantité du sang écoulé étant vraiment minime.

Nous appliquons un drainage par la voie nasale et la plaie est suturée Des lavages au phénol salyl sont faits trois fois par jour par le nez. Au bout de huit jours la complication orbitaire a complétement disparu, la plaie extérieure est en bonne voie, mais on ramène toujours un peu de pus à chaque lavage du nez.

Actuellement, l'aspect entérieur est satisfaisant, on ne relève qu'une légère rétraction de la peau au niveau de la plaie ; le petit malade mouche un peu de pus le matin seulement. Les lavages sont toujours continués.

Cette observation est intéressante, d'abord au point de vue du diagnostic qui est difficile, de l'avis même des maîtres les plus autorisés, peut être parce que l'attention n'a pas été assez attirée de ce côté.

Au point de vue étiologique, doit on faire remonter la cause au traumatisme survenu quatre mois auparavant et qui aurait peut être produit une fissure de la paroi interne de l'orbite, point de départ de l'inflammation ?

Ce qu'il y a de certain, c'est qu'on ne trouve pas dans les antécédants une seule des causes ordinairement invoquées ; syphilis, tuberculose, etc., scarlatine, rougeole, influenza, etc., rhinite aiguë ou chronique, etc.

Enfin, disons pour terminer que si le rhinologiste doit toujours adopter en principe la voie nasale dans ses interventions, la voie externe nous paraît cependant à recommander dans notre cas à cause du jeune âge du malade et de l'absence de lésions nasales proprement dites. — (Communication présentée à la Société française d'Otologie et de Laryngologie, mai 1899).

Pronostic des plaies perforantes de l'œil.

Par le Docteur E. Lefrançois *(de Cherbourg).*

Au moment de l'application de la loi des accidents du travail, la question des traumatismes est toute d'actualité.

Nous nous occuperons dans ce travail, du pronostic des plaies perforantes de l'œil,

Il y a quelques trente ans encore, les plaies perforantes de l'œil étaient regardées comme excessivement graves. « Ces blessures, affirmait Mackensie, entraînent presque toujours la perte de la vision. » C'est encore l'opinion que s'en fait le public pour qui un « œil crevé » est un œil irrémédiablement perdu.

De Graefe pourtant s'était élevé contre un pronostic aussi sévère et aujourd'hui on peut dire que l'antiseptie et les méthodes actuelles de traitement ont rendu le pronostic moins défavorable ; même à en croire les résultats merveilleux, dans les cas les plus graves, publiés chaque jour dans les journaux d'ophtalmologie, on serait presque tenté de porter un pronostic bénin.

Aussi, au milieu de toutes ces contradictions, il est difficile au médecin peu au courant de l'ophtalmologie d'avoir une opinion ferme.

La vérité est qu'un pronostic exact ne peut se dégager que de l'observation suivie et rigoureuse d'un grand nombre de cas.

Notre statistique, absolument personnelle, comprend 102 cas observés et suivis dans le cours de nos études ophtalmologiques et dans notre clientèle et pris sans aucun choix, nous laisserons de côté deux cas encore en traitement. ce qui ne modifiera rien et facilitera le pourcentage.

I. — *Plaies de la Cornée, 40 cas.*

1° Plaies simples, 13 cas.

L'acuité visuelle a été de :
3 fois V = 3/4 ; 2 f. 2/3 ; 2 f. 1/4 ; 1 f. 1/8 ; 1 f. 1/15 ; 3 f. 0.

2° Plaies compliquées, 27 cas.

a) Avec hernie de l'iris seulement, 9 cas.

L'acuité visuelle a été :
2 fois V = 1/2 ; 2 f. 1/3 ; 1 f. 1/10 ; 1 f. 1/50 ; 3 f. 0.

b) Avec cataracte, 18 cas { (A) Simple, 8. (B) Compliquée, 10.

L'acuité visuelle a été dans les cas simples et après correction :
1 fois 1/2 ; 2 f. 1/4 ; 3 f. 1/10 ; 1 f. 0.
Dans les cas compliqués :
1 fois 1/2 ; 2 f. 1/8 ; 3 f. 1/20 : 4 f. 0.

II. — *Plaies de la sclérotique, 13 cas.*

1° Plaie simple, 1 cas (traitée par une suture au catgut).

L'acuité visuelle s'est maintenue un an à 1/2 puis est tombée à 1/4.

2° Plaies compliquées, 12 cas.

L'acuité visuelle a été :
1 fois 1/2 ; 1 f. 1/4 ; 2 f. 1/18 ; 2 f. 1/15 ; 6 f. 0.

III. — *Plaies scléro-cornéennes,* 47 *cas.*

1° Plaies simples, 0 cas.

2° Plaies compliquées, 47 cas.

L'acuité visuelle a été :

1 fois 1/2 ; 2 f. 1/4 ; 5 f. 1/10 ; 2 f. 1/20 ; 2 f. 1/50 ; 38 f. 0.

En résumé, nous avons comme vision satisfaisante, c'est-à-dire au-dessus de 1/4, 20 cas soit................ 20 °/₀.

Vision médiocre, de 1/4 à 1/10, 14 cas, soit....... 14 °/₀.

Vision mauvaise, de 1/10 à 1/50, 11 cas, soit...... 11 °/₀.

Vision nulle, plus petite que 1/50, 55 cas, soit.... 55 °/₀.

Dans ces 55 cas de vision nulle, l'énucléation ou l'exensération a été pratiquée 29 fois, soit 29 °/₀. Mais sur ces 55 cas, il y en a 33 qui n'ont pas été soignés aussitôt après le traumatisme et n'ont reçu de traitement que pour des accidents secondaires ayant nécessité 19 fois l'énucléation ou l'exensération, ces opérations n'ayant été pratiquées d'emblée que 10 fois, soit à cause de la gravité du traumatisme, soit par crainte d'accidents sympathiques.

En ne considérant que les cas soignés dès le début, nous avons :

Vision	satisfaisante,	20 cas,	soit 30 °/₀.
—	médiocre,	14 —	— 21 °/₀.
—	mauvaise,	11 —	— 16 °/₀.
—	nulle,	22 —	— 33 °/₀.

Et l'énucléation ne serait pratiquée que dans 15 °/₀ des cas

Remarquons tout d'abord que sur ces 100 cas, la restitution *ad-integnum* de la vision n'a pas été observée une seule fois. Ce résultat peut être obtenu dans les plaies chirurgicales qui sont régulières et aseptiques, mais il est tout à fait exceptionnel dans les plaies accidentelles.

Mais on doit distinguer les simples piqûres qui, lorsqu'elles sont aseptiques, donnent lieu à un pronostic favorable, des plaies par instruments tranchants ou contondants qui comportent elles-mêmes un pronostic différent suivant qu'elles sont régulières ou irrégulières ; les premières se cicatrisent en général rapidement, alors que les secondes à bords déchiquetés, ont peu de tendance à se réunir, suppurent plus facilement, et par suite, ont un pronostic plus sévère.

La situation de la plaie doit aussi entrer en ligne de compte ; les plaies de la cornée laissent, il est vrai, un leucome gênant plus ou moins la vision, mais donnent rarement lieu aux graves complications de l'atrophie et de l'infection, l'écoulement de l'humeur aqueuse au moment de l'accident pouvant, jusqu'à un certain point, peut-être, empêcher l'inoculation septique. Les plaies de la sclérotique sont surtout rendues graves par l'issue presque fatale d'une quantité plus ou moins grande de corps vitré amenant un décollement de la rétine et l'atrophie du globe. (Il est bien entendu que nous ne nous occupons que des plaies perforantes, car si la sclérosique seule était atteinte, et c'est exceptionnel, le pronostic serait beaucoup plus favorable).

Quant aux plaies scléro-cornéennes, ce sont les plus graves, non-seulement parce qu'elles intéressent presque constamment le corps ciliaire, le cristallin et l'iris, mais surtout parce qu'elles se compliquent plus souvent que les autres d'iridocyclite et de phénomènes sympathiques.

Enfin, chaque complication apportera au pronostic sa part de gravité.

Les principales sont : la hernie de l'iris, l'opacification du cristallin, la perte du corps vitré, le décollement de la rétine, l'hémorrhagie intra-oculaire, les accidents infectieux et sympathiques.

La hernie de l'iris est une complication très fréquente, nous l'avons rencontrée soixante-sept fois sur cent cas ; elle favorise l'inflammation, mais cependant, en général, lorsqu'il ne se produit pas d'autres complications elle n'occasionne qu'une déformation pupillaire avec une diminution variable de l'acuité visuelle.

La cataracte traumatique est aussi une complication très fréquente (62 %) et plus grave que la hernie de l'iris. Il n'est pas rare, en effet, de voir survenir après l'accident un gonflement rapide et tumultueux des masses cristalliniennes amenant du larmoiement, de la phosophobie et même des douleurs glaucomateuses. De plus, le pronostic de la cataracte traumatique est bien moins favorable que celui de la cataracte sénile ordinaire. On peut dire que même dans les cas les plus favorables, l'opération ne donne que des demi-succès.

Le décollement de la rétine est plus rare, mais son pronostic est fatal ; la tendance naturelle de l'affection est d'être progressive, l'état stationnaire et, à plus forte raison, la guérison étant l'exception.

L'hémorrhagie qui résulte des plaies perforantes de l'œil est le plus souvent un hyphéma plus ou moins abondant qui se résorbe en quelques jours sans laisser de traces. Si l'hémorrhagie a envahi le corps vitré, la résorption est plus lente et souvent même incomplète.

L'ophtalmie sympathique est la complication la plus terrible, puisqu'elle peut amener la perte complète des deux yeux.

Cependant, en ne conservant que des yeux dont le traumatisme n'a pas été trop considérable, en évitant l'infection, en se tenant prêt à intervenir dès le début, à la moindre menace, on peut presque à coup sûr l'éviter.

Nous n'insisterons pas davantage sur toutes ces complications qui, somme toute, sont indépendantes et du médecin et du malade, mais il n'en est pas toujours de même d'une dernière complication dont il nous reste à parler : l'infection.

Cette complication redoutable pourrait le plus souvent être évitée ou enrayée en appliquant à temps un traitement approprié. 30 fois (30 %) l'œil a été perdu par suppuration et 14 fois l'exentération a dû être pratiquée. On peut même dire que dans les plaies simples tout au moins, c'est à peu près l'unique cause qui amène la perte de l'œil. Dans d'autres cas, assez nombreux, ayant pu être enrayée à temps, l'infection n'a amené qu'une diminution plus ou moins considérable de l'acuité visuelle.

Au début de ce travail, j'invoquais l'actualité de l'application de la loi des accidents du travail ; je terminerai en disant que puisqu'il est impossible de savoir au moment de l'accident si une plaie s'infectera ou non, il est de toute nécessité que le malade soit traité immédiatement par un médecin compétent. En particulier, les compagnies d'assurances devraient bien se pénétrer de cette nécessité et exiger de leurs assurés des soins immédiats en cas de traumatismes oculaires. — (Communication faite à la Société Médicale de Caen et de Basse-Normandie, juillet 1899).

BUZANÇAIS (INDRE), IMPRIMERIE DEVERDUN ET JAGUIN.

LIBRAIRIE A. MALOINE

23-25, RUE DE L'ÉCOLE-DE-MÉDECINE, 23-25, PARIS

Antonelli. Les stigmates ophtalmoscopiques rudimentaires de la syphilis héréditaire avec fig. et 3 pl. en coul., in-8, 1897. 5 fr. »

Bénaky. Du sens chromatique dans l'antiquité sur la base des dernières découvertes de la préhistoire de l'étude des mouvements écrits des anciens et des données de la grossologie, in-8, 1897. 5 fr. »

Bourgon (de). Le nouveaux verres d'optique, les verres isométropes, matière isométrope et lentilles isométropes, in-8, 5 pl. hors texte et 6 fig., 1899. 5. fr. »

Pansier. Traité d'électrothérapie oculaire, préface du Dr Valude, in-12, 1896, avec fig. 6 fr. »

Pansier (d'Avignon). Traité de l'œil artificiel, préface du prof. Truc, in 18, 1895, avec fig. 4 fr. »

Salis. Manuel pratique de l'astigmatisme, sa détermination et sa correction, in-18, cart., 1898. 2 fr. 50

Truc, professeur de clinique ophtalmologique à Montpellier, et **Valude,** médecin de la clinique ophtalmologique des Quinze-Vingts. Nouveaux élements d'ophtalmologie, vol. in-8, 1896, avec fig. et planches. 20 fr. »

Vignes (L.), membre de la Société d'ophtalmologie de Paris. Technique de l'exploration oculaire, introduction oculaire, introduction à l'étude de L'ophtalmologie, grand in-8, 1896, avec 213 fig. 8 fr. »

Wolberg. Une nouvelle et remarquable qualité des verres isométropes, traduction de M. le Dr de Bourgon, in-8, 1899. 1 fr. »

Liotard, pharmacien de 1re classe. Manuel pratique et simplifié d'analyse des urines et autres sécretions organiques, in-18, 1899, 2 fr. 50

Brandeis (Dr). Traité élémentaire d'anatomie pathologique, in-18, 1899, avec fig. cart. 6 fr. »

Variot, médecin de l'hôpital Trousseau, Enfants-Malades (chargé du service de la diphtérie). La diphtérie et la sérumthérapie, études cliniques et pratiques, avec la collaboration de M. le Dr Tollemer, pour la partie bactériologique, in-8, 1898. 12 fr. »

Krafft-Ebing. Traité clinique de psychiatrie. Trad. E Laurent, grand in-8, 1897. 20 fr. »

Duhring. Leçons cliniques sur la syphilis. Trad. Derville, in-8, 1898, fig. 10 fr. »

Bouquet. Théorie et pratique des accouchements en tableaux synoptiques, in-8, cart. toile souple, 1900. 15 fr. »

Witowski. Anecdotes historiques et religieuses sur les seins et l'allaitement, comprenant l'histoire du décolletage et du corset, in-8, 1898, avec fig. 10 fr. »

Curiosités médicales, littéraires et artistiques sur les seins et l'allaitement, in-8, 1898. avec fig. 10 fr. »

Ludolff Krehl. Precis de pathologie générale. Trad. Samuel Bernheim in-8, 1895. 6 fr. »

Bernheim. Formulaire clinique, formules pratiques recueillies à la polyclinique de Vienne. Traduit sur la 15e edition, in-18, 1895, rel. 4 fr. »

Malbec. Consultations et ordonnances médicales. Formulaire méthodique et thérapeutique, préface du Dr J.-V. Laborde, in-18, 1897, cart. 4 fr. »

Dupuy, professeur à la Faculté de medecine et de pharmacie de Toulouse. La formule médicale. Principes généraux de pharmacologie sur lesquels reposent sa rédaction et son exécution, in-18, relié, souple, 1897. 4 fr. »

BUZANÇAIS (INDRE), IMPRIMERIE DEVERDUN ET JAGUIN.

www.ingramcontent.com/pod-product-compliance
Ingram Content Group UK Ltd.
Pitfield, Milton Keynes, MK11 3LW, UK
UKHW020551230726
13925UKWH00006B/2540

9 782013 594387